碘食物营养查询手册

Iodine in foods

主　编　王　竹　徐　菁

副主编　徐维盛　王　俊
　　　　杨晶明　李秀维

编校人员　（按姓名汉语拼音排序）

李　敏　李卫东　李秀维　刘小兵

卢佳希　陆　颖　马　巍　毛德倩

门建华　沈　湘　谭洪兴　王国栋

王海燕　王　俊　王　竹　徐　菁

徐维盛　严峻安　杨晶明　杨丽琛

张慧敏　张雪松　赵　佳

顾　问　杨晓光　刘小立　常素英

北京大学医学出版社

DIAN · SHIWU YINGYANG CHAXUN SHOUCE

图书在版编目（CIP）数据

碘·食物营养查询手册/王竹，徐菁主编. —北京：北京大学医学出版社，2021. 11

ISBN 978-7-5659-2478-1

Ⅰ. ①碘… Ⅱ. ①王… Ⅲ. ①碘-食品营养-手册
Ⅳ. ① R151.3-62

中国版本图书馆 CIP 数据核字（2021）第 157488 号

碘·食物营养查询手册

主　　编：王　竹　徐　菁
出版发行：北京大学医学出版社
地　　址：（100191）北京市海淀区学院路 38 号　北京大学医学部院内
电　　话：发行部 010-82802230；图书邮购 010-82802495
网　　址：http://www.pumpress.com.cn
E-mail：booksale@bjmu.edu.cn
印　　刷：北京信彩瑞禾印刷厂
经　　销：新华书店
责任编辑：赵　莳　　责任校对：靳新强　　责任印制：李　啸
开　　本：710 mm×1000 mm　1/16　印张：6.5　字数：130 千字
版　　次：2021 年 11 月第 1 版　2021 年 11 月第 1 次印刷
书　　号：ISBN 978-7-5659-2478-1
定　　价：40.00 元

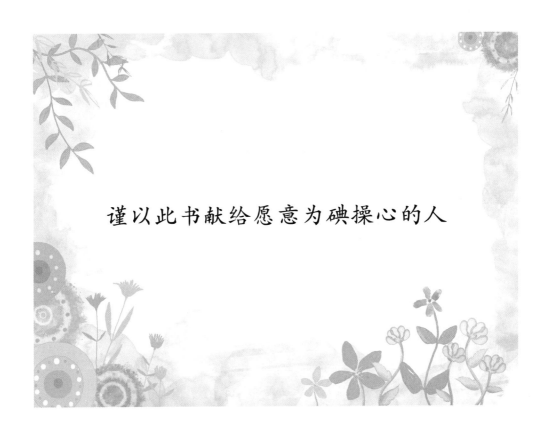

谨以此书献给愿意为碘操心的人

基金来源

国家卫生健康委员会财政专项
　　"人群碘营养状况评估及甲状腺疾病调查"
　　"中国居民慢性病与营养监测工作之中国食物成分监测"

国家食品安全风险评估项目"中国居民碘营养状况再评估"
UNICEF基金项目"加工食品及在外就餐碘盐使用对人群碘摄入影响的研究"

支撑平台
国家卫生健康委员会微量元素与营养重点实验室
国家碘缺乏病参照实验室
INFOODS-NEASIAFOODS 中国

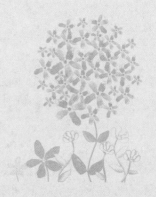

前　言

　　碘对维持人体健康来说是必不可少的营养素，是合成甲状腺激素的核心成分，如果碘缺乏不仅会影响甲状腺功能，也可影响胎儿的生长发育或儿童的智力发育；反之，如果碘过量也可导致甲状腺功能亢进、甲状腺肿，甚至甲状腺癌的发病风险升高。如何拿捏碘的"适量"，不仅是科研人员关注的话题，而且也是每个公民关心的话题。

　　人类必须从食物和水中摄取碘，以满足自身需要。但是除了海洋水产品（特别是藻类）、蛋类、乳类等碘含量较为丰富外，大部分陆生食物碘含量都很低。事实上，很多食物本身的碘富集程度依赖于供养它们生长的土壤、水等环境资源，或者肥料、饲料，因此可想而知，食物中的碘含量水平会存在无法避免的自然变异，加上我国大部分地区属于水碘水平较低的缺碘地区，我们该如何寻找丰富、稳定的碘资源呢？

　　为了消除碘缺乏病（iodine deficiency disorders，IDD），我国从1994年开始实施食盐加碘，时至今日已经成为全球消除碘缺乏病贡献最大的国家。与此同时，我们的生活也发生了很大的变化，一方面食物资源越来越丰富，人们可以更容易得到各类食物；另一方面，生活节奏在不断加快，使人们除了家庭用餐外，还会更多地选择加工食品、外卖送餐，以及餐厅、食堂用餐，那么碘的摄入量与来源和二十年前相比会有变化吗？

　　因此，我们需要有关碘的食物成分数据。这本手册将把来自不同地区、不同种类的食物碘含量，以及加工食品碘含量数据呈现给读者，供大家参考使用。

杨晓光　王　竹

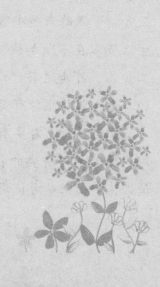

致 谢

为了获得全国各地的食物样品，我们得到了很多来自各地疾病预防控制中心和大学院校老师们的大力帮助，使采样及现场处理工作得以顺利开展，特此表示感谢。

宁夏医科大学　杨建军

兰州大学　王玉

浙江省疾病预防控制中心　黄百芬、徐娇娇

舟山市疾病预防控制中心　张永利、余新威

江苏省疾病预防控制中心　戴月、张静娴

新疆维吾尔自治区疾病预防控制中心　葩丽泽、张俊、米娜娃

河北省疾病预防控制中心　刘长青

河南省疾病预防控制中心　周昇昇

海南省疾病预防控制中心　马永忠

广东省疾病预防控制中心　纪桂元、吴西梅

湖南省疾病预防控制中心　丁力

安徽省疾病预防控制中心　崔杰、单晓梅

山西省疾病预防控制中心　李成莲、任泽萍

其他未一一顾全的老师、朋友们，在此一并致谢，不妥之处敬请海涵。

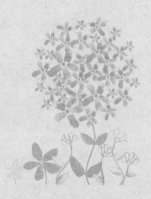

目　录

使用说明

1 概述

为了了解当代居民常消费食物的碘含量水平，不同水碘地区主产食物碘含量的差异、加工食品碘盐使用情况和碘含量，在 2015—2019 年期间，在国家卫生健康委员会和联合国儿童基金会的支持下，由中国疾病预防控制中心营养与健康所负责完成了食物碘含量的测定和数据分析，部分数据已经纳入《中国食物成分表标准版》（第 6 版）。所不同的是，本手册除了给出不同类别食物碘的代表值外，还尽可能给出了来自不同地区、不同性状、不同品牌的数据，目的是帮助读者因地制宜地选择适合本地区的数据，做到碘摄入量评估的精准化，便于科普宣传和食物选择。为方便阅读，本手册分为食物篇、加工食品篇和调味品篇。

2 采样地

2.1 陆生食物

A. 根据我国水碘分布状况，分别在不同水碘水平地区各选择 3 个市县的农贸市场或集散地，采集当地居民常消费食物，且以当地生产或养殖、符合生长周期的应季食物为主（见下表）。

表 不同水碘地区采样地

水碘水平（μg/L）	采样地
< 10	新疆维吾尔自治区喀什、和田 宁夏回族自治区中卫市海原县 甘肃省张掖市
10 ~ 50	安徽省安庆市枞阳县 河南省郑州市惠济区 山西省临汾市大宁县
50 ~ 100	湖南省常德市武陵区 河南省周口市郸城县 河北省邯郸市魏县
100 ~ 150	河北省沧州市东光县 河北省海兴县 河南省许昌市鄢陵县
> 150	河北省邢台市南宫市 江苏省徐州市丰县 河南省睢县董店乡

B．分别在北京、西宁、黑河逊克、吉林、拉萨等地及周边地区商场、供销社、农基地采集当地生产的特色食物样品。

2.2　水生食物

分别在山东龙口、广东湛江 / 深圳、浙江舟山、海南三亚等沿海地区水产品集散地采集鱼、虾、贝及菌藻类食物样品。

2.3　加工食品

分别在北京、广州、深圳、杭州等地超市及京东、淘宝电子商务平台上采集预包装食品和部分现制现售加工食品。

3　采样原则

3.1　食物样品

根据中国居民膳食营养调查数据，优先选择人均日消费量较高的食物样品。

3.2　食物代表性

为保证采样的代表性，在以上采样地抽取的每种食物样品应至少来自当地 3 个集市 / 超市 / 商户，经等部位、等体积、等质量混合后作为同一待测样品。

3.3　采样量

每种样品采样数量应足够大，体积小的以称重质量计算，体积大的以采样个数计算。

4　测定方法

砷铈催化分光光度法（GB 5009.267—2016）是测定食物碘含量的经典方法，从 2002 年至今，食物成分表中所列食物碘含量均采用此法测定。近年来电感耦合等离子体质谱（ICP-MS）法由于快速、灵敏，已逐渐作为碘含量测定的主要方法之一，很多研究已经表明两种方法在测定奶粉等加工食品时所获结果具有可比性。本手册所列所有食物和部分预包装食品采用了砷铈催化分光光度法，其余部分预包装食品采用了 ICP-MS 法，通过质控样和部分样品交叉比对方法进行数据质量控制。

5　食物分类

5.1　食物分类方法

主要参照《WS/T 464-2015 食物成分数据表达规范》。

5.2 影响加工食品的因素

加工食品受到配料、加工工艺、食用习惯等多种因素的影响，使食品属性更为复杂，在食用用途上也更具兼顾性。比如面包为谷物制品，既可作为早餐主食，也可作为下午餐的休闲食品，由于即食性作为速食或方便食品也不为过，因此对加工食品的分类逻辑上会存在一定程度的交错性，为了避免给读者阅读造成混乱性，在书籍编写中会考虑分类的唯一性。

5.3 预包装食品的定义和分类

参照相关国家食品安全标准、行业标准。

6 数据表达

6.1 碘含量表示

所有食物碘含量按照微克每百克可食部（μg/100 g 可食部）表示。

6.2 修约间隔

考虑到食物数据库的格式要求和测定方法的结果表达要求，所有食物碘含量数值统一为小数点后 1 位；当碘含量 ≥ 100 μg/100 g 可食部时，表示三位有效数字。

6.3 碘含量数值

由于食物碘含量受品种、地域环境、生长周期等因素影响较大，在评估碘摄入量时既需要反映食物总体水平的代表值，也需要体现自然变异的个体值。本书尽可能给出来自不同采样地各种食物平行测定的数值；如果来自同一地区的同性状食物检测样本量 $n_1 \geqslant 3$，则以均值（$\bar{x}$）列出；当来自不同采样地的同类食物检测样本量 $n_2 \geqslant 6$ 时，则同时给出代表值，以中位数表示。未检出或微量用 Tr 表示。

6.4 其他

除代表值外，所有食物碘含量数据尽可能描述采样地、性状或品牌等信息。食物名称中"（ ）"表示对食物的说明，"[ ]"表示食物的别名。

7 事项说明

7.1 食物中碘含量变异

食物中碘含量的自然变异是客观存在的，了解碘含量的变化规律并找出引起变异的原因，可以帮助了解膳食碘摄入的主要来源。

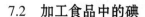

7.2 加工食品中的碘

加工食品中的碘，除了来自食品原料外，也与是否使用碘盐及用量有关；而某种意义上，食品加工工艺中采用碘盐与否也可能与口味或风味要求有关，因此不同品牌的同类食品碘含量会存有一定差异。由于加工食品的配方随时可能调整，因此本手册所列数据仅代表所采样品的检测结果，不作为制作营养标签或其他与法规标准相关事务的处理依据。

食物篇

　　食物，指由各地采集的生鲜食物及为方便储存仅进行简单加工（如碾磨、晒干等）的食物，分为谷类、薯类、干豆类、蔬菜类、菌藻类、水果类、坚果种子类、畜肉类、禽肉类、乳类、蛋类、鱼虾蟹贝类等。这些食物的碘含量数据列于此。

　　此外，部分干制、水煮等简单加工的食品，除水分含量变化外并未受到其他因素的干扰，碘含量数据也列于此。

1. 谷薯类及其制品

（1）谷类

1）小麦

μg/100 g 可食部

样品名	采样地	碘含量
小麦粉（代表值）		1.1
小麦粉	北京	2.9
小麦粉（君子兰）	广东深圳	Tr
小麦粉	河北东光	Tr
小麦粉	河北海兴	1.8
小麦粉	河北南宫	Tr
小麦粉	河北魏县	1.5
小麦粉（$\bar{x}$）	河南	1.7
小麦粉（$\bar{x}$）	江苏	Tr
小麦粉（$\bar{x}$）	内蒙古	1.5
小麦粉	宁夏海原	1.6
小麦粉	宁夏银川	Tr
小麦粉	山西长治	1.8
小麦仁（代表值）		2.4
小麦仁（甘肃豫兰）	甘肃张掖	6.7
小麦仁	河南郸城	Tr
小麦仁	河南睢县	Tr
小麦仁	河南鄢陵	4.0
小麦仁	河南郑州	2.4
小麦芽面	甘肃张掖	7.1

2）稻米

μg/100 g 可食部

样品名	采样地	碘含量
稻米（精细，代表值）		1.7
稻米	北京	2.3
稻米（台山米）	广东台山	1.2
稻米	河北东光	1.0
稻米	河北海兴	Tr
稻米	河北南宫	Tr
稻米	河北魏县	3.1
稻米	河南郸城	Tr
稻米	河南睢县	1.3
稻米	河南鄢陵	2.0
稻米	河南郑州	2.8
稻米	湖南常德	2.0
稻米（富胜贡米）	宁夏海原	1.4
稻米（谷优）	山西	Tr
稻米	山西	1.0
稻米	山西长治	1.4
稻米	宁夏银川	Tr
粳米（东北优质，福临门）	广东深圳	3.2
粳米（谷之香）	广东深圳	3.5
稻米（潜山）	安徽安庆	17.9
糯米	湖南常德	2.0
糯米（紫）	北京	3.8
糙米	甘肃张掖	4.0
糙米（有机）	甘肃张掖	11.1

续表
µg/100 g 可食部

样品名	采样地	碘含量
胚芽米（有机）	甘肃张掖	8.4
香米（黑）	甘肃张掖	20.6
香米（红）	甘肃张掖	4.1
米粉（东莞）	广东深圳	4.7
米饭	宁夏银川	Tr

3）玉米

µg/100 g 可食部

样品名	采样地	碘含量
玉米（鲜，代表值）		0.9
玉米（白）	甘肃张掖	Tr
玉米（甜）	甘肃张掖	Tr
玉米（黏）	甘肃张掖	Tr
玉米（珍珠）	甘肃张掖	1.1
玉米	河北海兴	1.9
玉米	河北南宫	Tr
玉米	河北魏县	1.4
玉米（$\bar{x}$）	河南	1.0
玉米（$\bar{x}$）	江苏	Tr
玉米（$\bar{x}$）	内蒙古	0.9
玉米（旱地）	宁夏海原	1.5
玉米（水地）	宁夏海原	0.9
玉米（干，代表值）		2.1
玉米粒	河南郑州	4.0

续表

μg/100 g 可食部

样品名	采样地	碘含量
玉米粒	河南郸城	Tr
玉米粒	河南鄢陵	2.1
玉米粒	河南睢县	2.4
玉米糁（疙糁）	山西长治	1.1
玉米糁	甘肃张掖	8.2
玉米糁	安徽枞阳	Tr
玉米糁	甘肃张掖	4.5
玉米面	安徽安庆	Tr
玉米面	河北东光	2.1
玉米面	山西长治	1.0

4）小米

μg/100 g 可食部

样品名	采样地	碘含量
小米（代表值）		1.3
小米（有机，白）	甘肃张掖	6.5
小米	河北东光	1.1
小米	河北海兴	1.6
小米	河北南宫	Tr
小米	河北魏县	4.5
小米	宁夏银川	0.7
小米（沁州黄）	山西	0.8
小米	山西	3.5
小米粥	宁夏银川	Tr

5）其他杂粮

μg/100 g 可食部

样品名	采样地	碘含量
杂粮		5.1
青稞	甘肃张掖	4.0
青稞仁	甘肃张掖	14.3
高粱米（有机）	甘肃张掖	7.0
荞麦面	甘肃张掖	6.8
燕麦米	甘肃张掖	3.9
莜麦	宁夏海原	1.4
莜麦（油麦）	河北魏县	5.1

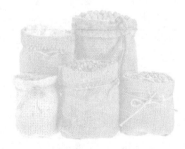

（2）薯类

μg/100 g 可食部

样品名	采样地	碘含量
甘薯（代表值）		0.7
甘薯（红薯）	安徽枞阳	Tr
甘薯（红薯）	北京	0.6
甘薯（红薯）	甘肃张掖	0.8
甘薯（紫薯）	北京	2.5
马铃薯（代表值）[土豆]		1.2
马铃薯	安徽枞阳	Tr
马铃薯	北京	1.2
马铃薯	甘肃张掖	Tr
马铃薯	广东广州	3.3
马铃薯	河北东光	2.3
马铃薯	河北海兴	1.9
马铃薯	河北南宫	1.2
马铃薯	河北魏县	Tr
马铃薯	宁夏海原	Tr
马铃薯	新疆喀什	1.3

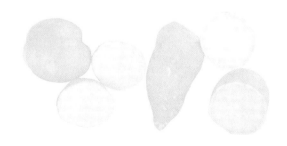

2. 干豆类及其制品

µg/100 g 可食部

样品名	采样地	碘含量
黄豆（代表值）[大豆]		1.3
黄豆（$\bar{x}$）	江苏	Tr
黄豆（$\bar{x}$）	河南	1.6
黄豆	山西	2.0
黄豆（宇丰，优质）	黑龙江	2.3
黄豆（小粒，磨豆浆用）	安徽枞阳	Tr
黄豆（大粒）	安徽枞阳	Tr
黄豆	甘肃张掖	11.0
黑豆（有机）	甘肃张掖	6.1
黄豆面	河北海兴	2.8
黄豆面（甘肃豫兰）	甘肃张掖	8.5
豆腐	河北海兴	4.4
豆腐	江苏丰县	36.9
豆腐皮	河北海兴	4.8
杂豆（代表值）		4.0
绿豆	甘肃张掖	5.0
绿豆面（甘肃豫兰）	甘肃张掖	12.7
红豆	甘肃张掖	1.1
红豆	安徽枞阳	2.9
蚕豆	甘肃张掖	1.3
扁豆面（鑫源）	甘肃张掖	5.3

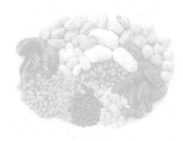

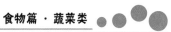

3. 蔬菜类

1）根菜类

μg/100 g 可食部

样品名	采样地	碘含量
白萝卜（代表值）		1.1
白萝卜	安徽枞阳	Tr
白萝卜	河北东光	0.9
白萝卜	河北海兴	4.4
白萝卜	河北南宫	0.9
白萝卜	河北魏县	1.1
白萝卜	河南郸城	Tr
白萝卜	河南睢县	2.6
白萝卜	河南鄢陵	1.8
白萝卜	河南郑州	2.8
白萝卜	湖南常德	2.8
白萝卜	江苏丰县	3.3
卞萝卜	江苏丰县	0.7
红萝卜	河北海兴	3.9
红萝卜	江苏丰县	0.6
心里美	河北东光	0.8
胡萝卜（代表值）		1.3
胡萝卜	甘肃张掖	0.7
胡萝卜	广东	3.0
胡萝卜	广东广州	1.7
胡萝卜	河北东光	1.4
胡萝卜	河北海兴	1.8

续表

μg/100 g 可食部

样品名	采样地	碘含量
胡萝卜	河北南宫	1.0
胡萝卜	河北魏县	0.6
胡萝卜	河南郸城	Tr
胡萝卜	河南睢县	1.4
胡萝卜	河南鄢陵	1.7
胡萝卜	河南郑州	Tr
胡萝卜	宁夏海原	Tr
胡萝卜	新疆喀什	1.4
黄萝卜	新疆喀什	1.2

2）鲜豆类

μg/100 g 可食部

样品名	采样地	碘含量
扁豆	安徽枞阳	Tr
扁豆（白）	湖南常德	2.1
扁豆（长）	安徽枞阳	Tr
扁豆子	甘肃张掖	4.8
豆角（代表值）		1.2
豆角	河北海兴	2.1
豆角	河北南宫	1.0
豆角	河南郸城	Tr
豆角	河南睢县	2.1
豆角	河南鄢陵	1.3

续表

µg/100 g 可食部

样品名	采样地	碘含量
豆角	河南郑州	1.2
豆角	宁夏海原	0.8
豆角（花）	广东广州	1.8
豆角（圆）	河北东光	1.3
豆角（长）	新疆和田	0.9
豆角（长）	河北魏县	1.0
豆角（长）	河北东光	6.1
荚豆（扁豆）	甘肃张掖	0.7
四季豆	安徽枞阳	Tr
四季豆	湖南常德	1.6
豇豆（代表值）		2.0
豇豆	安徽枞阳	Tr
豇豆	甘肃张掖	1.3
豇豆	广东广州	1.5
豇豆	江苏丰县	1.8
豇豆	新疆喀什	1.3
荷兰豆	广东广州	1.4
荷兰豆	广东	1.4
毛豆（去皮）	安徽枞阳	1.8
豌豆（豫兰）	甘肃张掖	9.7
豌豆（成熟、干）	宁夏海原	2.3

3）茄果、瓜菜类

µg/100 g 可食部

样品名	采样地	碘含量
冬瓜（代表值）		1.0
冬瓜	河北东光	3.3
冬瓜	河北南宫	2.0
冬瓜	河北魏县	1.0
冬瓜	河南郸城	Tr
冬瓜	河南睢县	1.6
冬瓜	河南鄢陵	1.7
冬瓜	河南郑州	Tr
冬瓜	江苏丰县	1.7
黄瓜（代表值）		1.0
黄瓜	安徽枞阳	1.6
黄瓜	河北东光	1.5
黄瓜	河北海兴	2.6
黄瓜	河北南宫	1.0
黄瓜	河北魏县	0.7
黄瓜	湖南常德	1.0
黄瓜（农家自种）	宁夏海原	0.9
苦瓜（代表值）		2.6
苦瓜	广东	7.9
苦瓜	河北东光	3.0
苦瓜	河北海兴	2.6
苦瓜	河北南宫	1.4
苦瓜	河北魏县	Tr
南瓜（代表值）		0.7

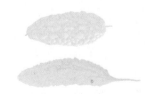

续表

μg/100 g 可食部

样品名	采样地	碘含量
南瓜（圆）	安徽枞阳	Tr
南瓜	河北东光	0.8
南瓜	河北海兴	0.5
南瓜	河北南宫	Tr
南瓜	河北魏县	0.9
南瓜	江苏丰县	0.7
南瓜	新疆喀什	0.7
丝瓜（代表值）		1.5
丝瓜（八棱瓜）	广东广州	1.7
丝瓜	河北东光	1.2
丝瓜	河北海兴	2.1
丝瓜	河北魏县	0.9
西葫芦（代表值）		0.9
西葫芦	安徽枞阳	2.9
西葫芦	河北东光	1.8
西葫芦	河北海兴	0.9
西葫芦	河北魏县	0.8
西葫芦	河南郸城	Tr
西葫芦	河南睢县	2.8
西葫芦	河南鄢陵	3.4
西葫芦	河南郑州	Tr
西葫芦	湖南常德	Tr
葫芦	甘肃张掖	Tr
瓠瓜	湖南常德	2.4

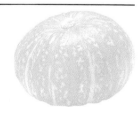

续表 μg/100 g 可食部

样品名	采样地	碘含量
瓠子	安徽枞阳	Tr
辣椒（代表值）		0.5
辣椒（干红）	河北东光	6.0
辣椒（红）	广东	1.4
辣椒（青）	安徽枞阳	0.3
辣椒（青）	江苏丰县	1.0
尖椒	甘肃张掖	Tr
尖椒	河北东光	3.1
尖椒	河北海兴	Tr
尖椒	河北魏县	Tr
柿子椒		1.1
柿子椒（红圆椒）	新疆喀什	Tr
柿子椒（青椒）	甘肃张掖	Tr
柿子椒（青椒）	广东	2.5
柿子椒（青椒）	河北海兴	0.7
柿子椒（青椒）	河北魏县	Tr
柿子椒（青椒）	河南郸城	Tr
柿子椒（青椒）	河南睢县	1.4
柿子椒（青椒）	河南鄢陵	1.6
柿子椒（青椒）	河南郑州	1.1
柿子椒（青椒）	湖南常德	1.4
柿子椒（青椒）	新疆喀什	1.1
柿子椒（甜椒）	河北东光	1.0
柿子椒（甜椒）	河北南宫	1.4

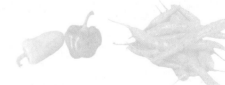

续表

μg/100 g 可食部

样品名	采样地	碘含量
茄子（代表值）		0.8
茄子	甘肃张掖	Tr
茄子	广东	2.4
茄子	河北海兴	0.8
茄子	河北魏县	0.7
茄子	河南郸城	Tr
茄子	河南睢县	2.4
茄子	河南鄢陵	1.4
茄子	河南郑州	Tr
茄子	湖南常德	0.8
茄子	江苏丰县	0.2
茄子	新疆喀什	1.2
茄子（圆）	河北东光	0.8
茄子（圆）	河北南宫	0.8
茄子（长）	河北东光	1.0
茄子（长）	宁夏海原	Tr
茄子（长）	新疆喀什	1.3
茄子（长，绿）	安徽枞阳	0.5
番茄（代表值）[西红柿]		0.7
番茄	广东	0.5
番茄	河北东光	0.7
番茄	河北海兴	0.8
番茄	河北南宫	Tr
番茄	河北魏县	0.7

续表   µg/100 g 可食部

样品名	采样地	碘含量
番茄	河南郸城	Tr
番茄	河南睢县	2.2
番茄	河南鄢陵	0.7
番茄	河南郑州	Tr
番茄	江苏丰县	1.0
番茄（农户自种）	宁夏海原	Tr
番茄	新疆喀什	1.0

4）葱蒜类
µg/100 g 可食部

样品名	采样地	碘含量
洋葱（代表值）		1.1
洋葱	安徽枞阳	Tr
洋葱	甘肃张掖	Tr
洋葱	河北东光	2.5
洋葱	河北海兴	1.6
洋葱	河北魏县	Tr
洋葱	湖南常德	Tr
洋葱	新疆喀什	1.2
大葱	北京	2.0
农葱	宁夏海原	0.6
青葱	广东广州	3.5
香葱（红头）	广东广州	3.0
沙葱	甘肃张掖	6.3
蒜薹	河北东光	1.1
蒜薹	河北魏县	Tr

5）嫩茎、叶、花菜类

µg/100 g 可食部

样品名	采样地	碘含量
菠菜（代表值）		4.6
菠菜	甘肃张掖	1.7
菠菜	广东广州	6.7
菠菜	河北东光	4.2
菠菜	河北海兴	3.1
菠菜	河南郸城	4.6
菠菜	河南睢县	9.5
菠菜	河南鄢陵	3.1
菠菜	河南郑州	7.5
菠菜	江苏丰县	5.7
大白菜（代表值）		2.5
大白菜（白口）	北京	1.9
大白菜	广东	3.7
大白菜	河北东光	2.5
大白菜	河北海兴	3.3
大白菜	河北南宫	2.4
大白菜	河北魏县	1.0
大白菜	河南郸城	Tr
大白菜	河南睢县	4.1
大白菜	河南鄢陵	1.5
大白菜	河南郑州	1.5
大白菜	江苏丰县	2.5
大白菜	新疆喀什	3.2
小白菜（代表值）		4.9

续表

μg/100 g 可食部

样品名	采样地	碘含量
小白菜	安徽枞阳	6.3
小白菜	甘肃张掖	1.5
小白菜	河北南宫	4.7
小白菜	河南郸城	3.7
小白菜	河南睢县	4.4
小白菜	河南鄢陵	5.5
小白菜	河南郑州	5.0
小白菜	江苏丰县	10.3
奶白菜（抖白菜）	广东广州	3.7
娃娃菜	河北海兴	Tr
油菜（代表值）		4.6
油菜	甘肃张掖	2.1
油菜	河北东光	5.6
油菜	河北海兴	4.5
油菜	河北南宫	4.7
油菜	河北魏县	5.3
油菜（上海青）	广东广州	4.6
菜心	广东广州	2.8
甘蓝（代表值）		0.8
绿甘蓝［包菜、莲花白、洋白菜、圆白菜］	安徽枞阳	Tr
绿甘蓝	甘肃张掖	Tr
绿甘蓝	河北东光	0.8
绿甘蓝	河北海兴	1.1
绿甘蓝	河北魏县	Tr

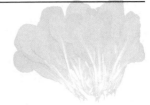

续表

µg/100 g 可食部

样品名	采样地	碘含量
绿甘蓝	湖南常德	2.1
绿甘蓝	新疆喀什	1.6
紫甘蓝	安徽枞阳	Tr
紫甘蓝	甘肃张掖	Tr
结球甘蓝（绿）	北京	1.2
结球甘蓝（紫）	北京	1.6
芥蓝（代表值）		2.0
芥蓝	北京	2.0
芥蓝	甘肃张掖	0.8
芥蓝	广东广州	2.6
芥菜	广东广州	3.5
苤蓝（切莲）	甘肃张掖	Tr
豆瓣菜	广东广州	14.3
萝卜秧菜	湖南常德	7.1
萝卜缨	安徽枞阳	7.3
芹菜（代表值）		4.6
芹菜	河北海兴	1.9
芹菜	新疆喀什	1.1
芹菜（小）	甘肃张掖	1.4
芹菜（茎）	北京	1.4
芹菜（茎）	河北东光	4.0
芹菜（茎）	河北南宫	2.0
芹菜（叶）	北京	4.0
水芹菜	安徽枞阳	9.3

续表

μg/100 g 可食部

样品名	采样地	碘含量
西芹	广东广州	2.3
香芹	广东广州	8.5
香芹	江苏丰县	11.3
香芹（茎）	江苏丰县	8.1
香芹（茎）	北京	4.7
香芹（叶）	北京	5.7
茴香	北京	4.0
茴香	河北东光	9.9
茴香	河北海兴	23.3
香菜	北京	4.6
香菜	广东广州	5.7
香菜	河北东光	4.2
香菜	河北海兴	6.4
生菜（代表值）		4.3
生菜	北京	2.6
生菜	甘肃张掖	1.2
生菜	河北东光	1.8
生菜	河北南宫	9.6
生菜	河南郸城	4.3
生菜	河南睢县	6.9
生菜	河南鄢陵	5.8
生菜	河南郑州	1.8
油麦菜（代表值）		3.0
油麦菜	北京	1.9

续表

μg/100 g 可食部

样品名	采样地	碘含量
油麦菜	广东广州	1.4
油麦菜	河北东光	4.0
油麦菜	河北海兴	5.4
油麦菜	河北南宫	3.1
油麦菜	湖南常德	2.9
茼蒿	广东广州	5.6
茼蒿	甘肃张掖	2.0
莴笋	安徽枞阳	Tr
莴笋叶	北京	2.9
莴苣	广东	3.1
苦菊	河北海兴	8.0
木耳菜	北京	2.3
空心菜	甘肃张掖	2.7
空心菜	河北东光	5.5
空心菜	河北南宫	5.3
韭菜（代表值）		3.0
韭菜	甘肃张掖	1.2
韭菜	河北东光	3.3
韭菜	河北海兴	3.3
韭菜	河北南宫	4.2
韭菜	河北魏县	2.8
韭菜	新疆喀什	0.7
地瓜秧	安徽枞阳	2.1
冬苋菜	湖南常德	4.1

续表

μg/100 g 可食部

样品名	采样地	碘含量
苋菜	北京	8.1
苋菜（绿）	安徽枞阳	5.9
菜花（代表值）［花菜］		Tr
菜花（白）	安徽枞阳	Tr
菜花	河北海兴	4.3
菜花	河北魏县	Tr
菜花	河南郸城	Tr
菜花	河南睢县	Tr
菜花	河南鄢陵	1.5
菜花	河南郑州	Tr
菜花	湖南常德	1.2
西兰花	甘肃张掖	Tr
豆芽（代表值）		3.2
扁豆芽	宁夏海原	1.4
黄豆芽	河北东光	9.0
黄豆芽	河北南宫	13.3
黄豆芽	河南郸城	2.6
黄豆芽	河南睢县	14.2
黄豆芽	河南鄢陵	12.2
黄豆芽	河南郑州	Tr
绿豆芽	安徽枞阳	3.2
绿豆芽	河北东光	11.0
绿豆芽	河南郸城	1.3
绿豆芽	河南睢县	12.1

续表 μg/100 g 可食部

样品名	采样地	碘含量
绿豆芽	河南鄢陵	1.7
绿豆芽	河南郑州	2.6

6）水生蔬菜类

μg/100 g 可食部

样品名	采样地	碘含量
莲藕（禾绿）	北京	16.6
莲藕	广东	8.6

7）薯芋类

μg/100 g 可食部

样品名	采样地	碘含量
芡实杆	安徽枞阳	10.3
薯蓣［山药］	北京	3.6
葛（鲜）［粉葛、葛薯］	广东广州	3.4
生姜	广东广州	4.3
芋蒿根	安徽枞阳	10.9

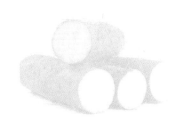

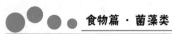

4. 菌藻类

1）菌类

µg/100 g 可食部

样品名	采样地	碘含量
黑木耳（代表值）		12.6
黑木耳	安徽枞阳	18.1
黑木耳	河北东光	8.2
黑木耳	河北海兴	10.1
黑木耳	河北南宫	14.5
黑木耳	河北魏县	59.3
黑木耳	河南郸城	1.6
黑木耳	河南睢县	8.8
黑木耳	河南鄢陵	19.9
黑木耳	河南郑州	6.0
黑木耳（鲜）	湖南常德	27.4
黑木耳（鲜）	江苏丰县	12.6
蘑菇（代表值）		1.3
姬菇	湖南常德	2.0
金针菇	河北魏县	Tr
金针菇	北京	1.1
口蘑	湖南常德	1.6
蘑菇	河北海兴	1.3
平菇（代表值）		1.9
平菇	北京	1.9
平菇	河南郸城	4.2
平菇	河南睢县	Tr

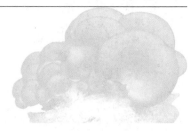

续表

µg/100 g 可食部

样品名	采样地	碘含量
平菇	河南鄢陵	1.9
平菇	河南郑州	Tr
平菇	湖南常德	2.4
平菇	江苏丰县	2.5
香菇（代表值）		1.3
香菇	北京	1.3
香菇	河北东光	2.0
香菇	河北海兴	2.9
香菇	河南郸城	Tr
香菇	河南睢县	Tr
香菇	河南鄢陵	1.4
香菇	河南郑州	Tr
香菇	湖南常德	2.1
蟹味菇［蛋白菇］	北京	0.6
杏鲍菇（代表值）		1.2
杏鲍菇	北京	1.2
杏鲍菇	河北东光	1.7
杏鲍菇	河北海兴	1.0
杏鲍菇	河北南宫	1.5
杏鲍菇	河北魏县	Tr
杏鲍菇	湖南常德	1.2
杏鲍菇	江苏丰县	0.9

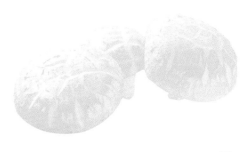

2）藻类

μg/100 g 可食部

样品名	采样地	碘含量
海草	浙江舟山	1.60×10^4
中华海草	北京	5.57×10^3
海带	浙江舟山	1.32×10^5
海带（深海、冷鲜）	北京	4.21×10^3
海带结（干）	北京	1.35×10^4
海带丝（干，禾绿）	北京	1.22×10^4
海带丝（鲜）	北京	1.69×10^3
海苔	浙江舟山	2.43×10^3
海苔（干）	甘肃张掖	1.71×10^5
海苔（苔条）	浙江舟山	5.88×10^3
紫菜	浙江舟山	2.73×10^3
紫菜（干，禾绿）	北京	6.60×10^3
螺旋藻	浙江舟山	3.83×10^3
苔菜	浙江舟山	3.45×10^3

5. 水果类

μg/100 g 可食部

样品名	采样地	碘含量
梨	宁夏银川	Tr
苹果	宁夏银川	Tr
苹果（红富士）	陕西	Tr
苹果（红玫瑰）	北京	1.7
苹果（青）	北京	0.8
水晶梨	广东深圳	Tr
山楂	北京	1.3
枣	北京	3.2
香蕉（国产）	广东深圳	Tr
香蕉	宁夏银川	Tr

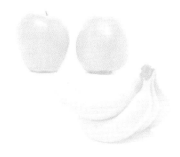

6. 坚果、种子类

μg/100 g 可食部

样品名	采样地	碘含量
花生	北京	2.5
核桃	北京	0.1
黑芝麻	安徽枞阳	1.2

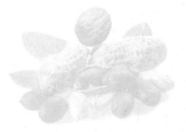

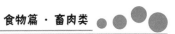

7. 畜肉类

1）猪

μg/100 g 可食部

样品名	采样地	碘含量
猪肉（代表值）		2.8
猪肉（瘦）	安徽枞阳	3.4
猪肉（瘦）	广东	5.9
猪肉（瘦）	河北东光	2.0
猪肉（瘦）	河北东光	1.7
猪肉（瘦）	河北东光	0.9
猪肉（瘦）	河北海兴	2.8
猪肉（瘦）	河北南宫	Tr
猪肉（瘦）	河北魏县	4.2
猪肉（瘦）	河南郸城	3.5
猪肉（瘦）	河南睢县	4.5
猪肉（瘦）	河南鄢陵	1.3
猪肉（瘦）	河南郑州	1.4
猪肉（瘦）	湖南常德	1.1
猪肉（瘦）	江苏丰县	5.0
猪肉（五花肉）	广东广州	2.8
猪肉（五花肉，黑山猪）	广东广州	3.0
猪肉（五花肉）	广东	2.9
猪肠	河北海兴	30.7
猪肚	河南鄢陵	5.2
猪肚	湖南常德	5.1
猪肾	江苏丰县	13.9

续表

μg/100 g 可食部

样品名	采样地	碘含量
猪心	湖南常德	1.8
猪肝	河北东光	5.6
猪肝	河北南宫	2.9
猪肝	河南郸城	64.4
猪肝	河南睢县	3.6
猪肾	河北魏县	4.0
猪肾	湖南常德	4.3

2）牛

μg/100 g 可食部

样品名	采样地	碘含量
牛肉（代表值）		3.3
牛肉（腱子肉）	北京	40.1
牛肉（腱子肉）	广东广州	3.7
牛肉（腱子肉）	河北东光	1.2
牛肉（腱子肉）	河北东光	1.4
牛肉（牛腩）	广东广州	1.3
牛肉（瘦）	安徽枞阳	0.3
牛肉	甘肃张掖	1.9
牛肉	广东	4.9
牛肉	河北海兴	3.3
牛肉	河南郸城	6.5

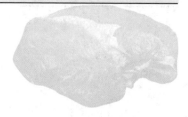

续表   μg/100 g 可食部

样品名	采样地	碘含量
牛肉	河南睢县	4.8
牛肉	河南鄢陵	10.3
牛肉	河南郑州	Tr
牛肉	湖南常德	2.5
牛肉	新疆喀什	3.4

3）羊   μg/100 g 可食部

样品名	采样地	碘含量
羊肉（代表值）		2.9
羊肉	甘肃张掖	2.9
羊肉	河北东光	2.4
羊肉	河北海兴	2.2
羊肉	河北魏县	3.2
羊肉	河南郸城	4.2
羊肉	河南睢县	3.7
羊肉	河南鄢陵	3.9
羊肉	河南郑州	Tr
羊肉	江苏丰县	5.8
羊肉	新疆喀什	3.5
羊肉（山羊）	广东广州	2.0
羊肉（山羊腿肉）	广东广州	2.6

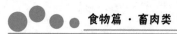
续表

µg/100 g 可食部

样品名	采样地	碘含量
羊肉（瘦）	河北魏县	2.9
羊肚	河北海兴	9.6
羊肝	河北海兴	13.0
羊肝	河北魏县	5.4
羊肝	河南郸城	4.5
羊肝	河南睢县	7.5
羊肝	河南郑州	11.2
羊肝	江苏丰县	11.6
羊肾	河北东光	132.0
羊肾	河北魏县	84.2
羊肾	河南鄢陵	9.5

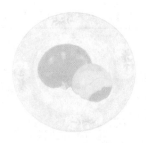

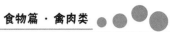

8. 禽肉类

1）鸡

μg/100 g 可食部

样品名	采样地	碘含量
鸡肉（代表值）		3.2
鸡肉	广东	3.8
鸡肉	河北东光	2.0
鸡肉	河北海兴	3.5
鸡肉	河北魏县	2.2
鸡肉	江苏丰县	6.8
鸡肉（胸脯肉）	河北东光	7.0
鸡肉（胸脯肉）	河南郸城	9.3
鸡肉（胸脯肉）	河南睢县	1.3
鸡肉（胸脯肉）	河南鄢陵	3.2
鸡肉（胸脯肉）	河南郑州	Tr
鸡肉（胸脯肉）	湖南常德	Tr
鸡腿（黄鸡，江村）	广东广州	4.5
鸡胗	河北海兴	22.7
鸡肝（代表值）		5.6
鸡肝	河北海兴	22.5
鸡肝	河北魏县	4.5
鸡肝	河南睢县	6.6
鸡肝	河南鄢陵	Tr
鸡肝	河南郑州	10.0
鸡肝	江苏丰县	4.1

2）鸭

μg/100 g 可食部

样品名	采样地	碘含量
鸭肉（绿头鸭腿肉）	广东广州	3.0

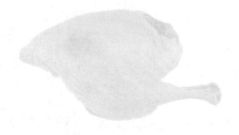

9. 乳类

µg/100 g 可食部

样品名	采样地	碘含量
纯牛奶（来思尔）	云南大理	14.3
纯牛乳（欧亚）	云南大理	26.8
鲜牛乳（新希望）	内蒙古呼和浩特	34.8
奶渣 1	西藏	64.2
奶渣 2	西藏	8.3

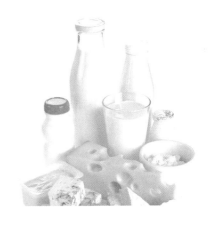

10. 蛋类

1）鸡蛋
μg/100 g 可食部

样品名	采样地	碘含量
鸡蛋（代表值）		22.9
鸡蛋	广东广州	20.7
鸡蛋	河北东光	32.6
鸡蛋	河北海兴	21.6
鸡蛋	河北南宫	21.5
鸡蛋	河北魏县	24.1
鸡蛋	河南郸城	25.7
鸡蛋	河南睢县	47.3
鸡蛋	河南鄢陵	44.3
鸡蛋	河南郑州	20.3
鸡蛋	湖南常德	1.3
鸡蛋	江苏丰县	26.3
鸡蛋	广东广州	20.4
鸡蛋黄	广东深圳	46.3
鸡蛋清	广东深圳	7.6

2）鸭蛋
μg/100 g 可食部

样品名	采样地	碘含量
鸭蛋（代表值）		39.8
鸭蛋	河北东光	19.1
鸭蛋	河北海兴	34.2

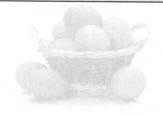

续表

µg/100 g 可食部

样品名	采样地	碘含量
鸭蛋	河北魏县	62.2
鸭蛋	河南郸城	45.4
鸭蛋	河南睢县	32.1
鸭蛋	河南郑州	26.9
鸭蛋	湖南常德	8.5
鸭蛋	江苏丰县	130.0
鸭蛋（白皮）	河北南宫	73.0
鸭蛋（茶色）	河北南宫	98.6
鸭蛋（熟）	河北海兴	132.0
鸭蛋（咸）	广东广州	17.3

3）鹌鹑蛋

µg/100 g 可食部

样品名	采样地	碘含量
鹌鹑蛋（代表值）		239.0
鹌鹑蛋	河北东光	245.0
鹌鹑蛋	河南郸城	79.8
鹌鹑蛋	河南睢县	233.0
鹌鹑蛋	河南鄢陵	249.0
鹌鹑蛋	河南郑州	71.7
鹌鹑蛋	江苏丰县	250.0

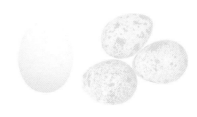

11. 鱼虾蟹贝类

1) 鱼

µg/100 g 可食部

样品名	采样地	碘含量
比目鱼	浙江舟山	7.5
大黄鱼（养殖）	浙江舟山	14.9
带鱼	浙江舟山	40.8
多宝鱼	广东博罗	33.4
海鲈鱼	浙江舟山	7.9
海鳗	浙江舟山	11.3
红娘鱼	浙江舟山	17.7
胡子鲶	广东广州	5.8
胡子鲶（肉）	广东南雄	5.7
黄骨鱼（肉）	广东广州	9.5
金丝鱼	浙江舟山	40.9
金线鱼	广东茂名	71.0
龙利鱼	广东广州	22.9
罗非鱼（背）	广东博罗	9.1
罗非鱼（淡水）	广东	3.4
仓鱼（海鱼）	广东	15.6
墨鱼	浙江舟山	91.1
青占鱼	浙江舟山	37.9
沙丁鱼	广东茂名	29.1
沙丁鱼	浙江舟山	27.9
梭鱼	广东阳西	28.2
鲲鱼（海蜒）	浙江舟山	96.8

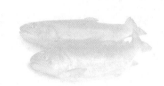

续表
µg/100 g 可食部

样品名	采样地	碘含量
小黄鱼	广东广州	19.0
小黄鱼（养殖）	浙江舟山	11.6
小黄鱼（野生）	浙江舟山	16.1
鳕鱼	广东广州	36.9
银鲳鱼	浙江舟山	10.9
毛花鱼	安徽枞阳	298.0
鱼肚	广东广州	9.6
鱼片（烤）	山东龙口	13.6

2）虾

µg/100 g 可食部

样品名	采样地	碘含量
基围虾	广东江门	18.3
基围虾	浙江舟山	13.9
濑尿虾	广东江门	32.2
濑尿虾	广东阳西	39.9
南美白对虾	浙江舟山	12.5
虾	广东	156.0
海米	山东龙口	422.0
海米（长岛特产）	山东长岛	264.0
虾米	浙江舟山	497.0
虾皮	浙江舟山	482.0
小虾米（对虾）	广东广州	983.0
虾酱	山东龙口	176.0

3）蟹

μg/100 g 可食部

样品名	采样地	碘含量
河蟹（公）	广东博罗	27.8
花蟹（母）	广东江门	45.4
梭子蟹	山东龙口	39.9
梭子蟹	浙江舟山	26.5
铁甲蟹	山东龙口	22.1
蟹黄	广东南雄	48.4

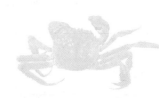

4）贝

μg/100 g 可食部

样品名	采样地	碘含量
鲍鱼（鲜）	广东广州	102.0
蛏子	浙江舟山	65.4
赤贝	广东广州	162.0
蛤蜊	浙江舟山	39.3
蛤蜊（花甲）	广东江门	62.2
河蚬	广东广州	43.1
花螺	广东江门	37.9
牡蛎	广东广州	57.9

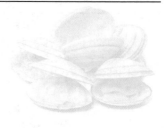

续表

μg/100 g 可食部

样品名	采样地	碘含量
牡蛎	浙江舟山	74.1
扇贝（焯）	广东广州	48.5
贻贝	广东广州	96.4
贻贝	浙江舟山	76.4
贻贝肉干（大淡菜）	浙江舟山	101.0
象拔蚌	广东广州	2.93×10^3
象拔蚌（焯）	广东广州	1.04×10^3

5）其他

μg/100 g 可食部

样品名	采样地	碘含量
海参（饲养）	山东龙口	20.3
海参（野生，大）	山东龙口	28.1
海参（野生，小）	山东龙口	48.0
鱿鱼	广东广州	12.3
鱿鱼丝	山东龙口	9.7

12. 其他

1）油脂

μg/100 g 可食部

样品名	采样地	碘含量
香油	北京	1.5
大豆油	北京	1.6

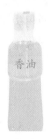

2）茶

μg/100 g 可食部

样品名	采样地	碘含量
青砖茶	西藏	33.6
四川砖茶	西藏	28.2
清茶（$\bar{x}$）	西藏	8.0
酥油	西藏	6.9
酥油茶（$\bar{x}$）	西藏	2.7

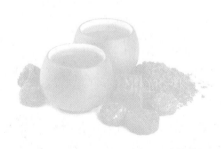

加工食品篇

加工食品，以直接销售给消费者的定型预包装食品为主，部分市场采集的现制现售食品及来自餐厅的食品也列在此篇。

和原型食物和简单加工的食品不同，预包装食品、现制现售食品和餐饮加工食品除会受到多种食物配料的影响外，也会受到加工工艺、用盐量等多种因素的影响，而是否采用碘盐还可能与食品类型、风味有关，因此碘含量分布变异较大，故不做各类食品代表值统计。由于预包装食品生产工艺的标准化流程以及市场流通的广泛性，因此除现制现售食品外对于品牌产品不再列出采样地。

结合食物成分数据库以及现有的食品相关标准，本册中纳入的加工食品包括：

1. 谷薯类及其制品：包括主食、糕点饼干、方便食品、速冻面米制品等；
2. 豆制品：包括豆腐、豆腐皮、豆腐丝、豆腐干等；
3. 肉制品：包括酱卤肉、熏烧焙烤肉、腌腊肉、干肉、肠类肉、火腿肉、调制肉及罐头等；
4. 水产制品：包括动物性水产制品（如鱼罐头等）和植物性水产制品（如调味海苔等）；
5. 蛋制品；
6. 乳制品；
7. 菜肴食品：包括冷冻菜肴食品和餐厅菜肴食品；
8. 休闲食品：包括膨化食品、面筋食品；
9. 坚果、种子制品；
10. 果脯、蜜饯；
11. 糖果；
12. 其他：以上各类不包括的其他类别，如蛋花汤等。

1. 谷薯类及其制品

1）主食

μg/100 g 可食部

样品名	品牌/厂商	碘含量
馒头	北京现制现售	Tr
刀切馒头	丰泽园	0.3
小馒头	丰泽园	0.3
戗面馒头	海达	2.5
花卷	北京现制现售	Tr
咸花卷	丰泽园	12.2
葱花饼	北京现制现售	Tr
大豆馅包	瑞年王	2.3
大救驾饵丝	云南现制现售	0.7
小饵块	云南现制现售	0.4
大米粥	山西现制现售	3.6
小米粥	山西现制现售	3.0

2）面条

μg/100 g 可食部

样品名	品牌/厂商	碘含量
高筋宽带挂面	陈克明	28.5
龙须挂面	中裕	27.7
胡萝卜面（扁挂面）	裕湘	22.2
菠菜面（挂面）	农家御品	1.0
刀削面	味尚拉面	25.6
台式刀削面	寿桃	21.4
虾子面	寿桃	34.3

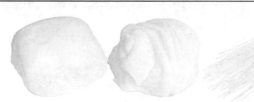

续表

μg/100 g 可食部

样品名	品牌/厂商	碘含量
儿童面（面条）	寿桃	2.3
家常拉面	北京现制现售	18.0
原味拉面	佳茂	15.5
北方拉面	味尚拉面	27.5
伊都拉面	伊都	24.8
伊町拉面	伊町	51.1
荞麦面	顶味	4.2
刀削荞麦面片	金沙河	25.8
家常面	东颐	26.7
华 A 桂林米粉	华亨	6.2

3）面包

μg/100 g 可食部

样品名	品牌/厂商	碘含量
全麦切片面包	宾堡	3.8
法式小面包（香奶味）	达利园	11.5
手撕面包	麦可顿	8.8
超醇切片面包	曼可顿	1.9
面包（千甜味）	曼可顿	0.5
法式软面包（香橙味）	盼盼	10.0
法式小面包（奶香味）	盼盼	14.6
俄罗斯列巴（黑麦味）	盼月	12.1
切片面包（原味）	桃李	7.5
主食面包	桃李	17.5
醇熟切片面包	桃李	26.7

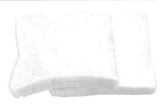

续表

μg/100 g 可食部

样品名	品牌 / 厂商	碘含量
鸡蛋香松面包	桃李	11.5
奶棒面包	桃李	15.5
麦芬吐司面包	桃李	15.2
焙软吐司面包	桃李	17.3
杂粮锅盔饼	天野	21.2

4）糕点

μg/100 g 可食部

样品名	品牌 / 厂商	碘含量
沙琪玛（香酥芝麻味）	徐福记	23.4
蛋黄派	好丽友	18.0
提拉米苏（注心蛋类芯饼）	好丽友	13.8
好丽友派（清新抹茶本味）	好丽友	18.8
旺仔小馒头（原味）	旺旺	6.3
小麻花	众望	184.0
小麻花（海苔咸味）	众望	215.0
小麻花（芝麻味）	刺猬阿甘	16.2
埋沙手工馍	御品和兴	32.8
桃李老婆饼	桃李	5.8
肉松饼（原味）	光明	13.7
美食粢饭糕（油炸类糕点）	清美	23.2
海苔味肉松蛋糕	吉利人家	30.1
观音卷（海苔味）	冠素堂	190.5
观音卷（紫菜味）	冠素堂	77.6
咔咔虾饼（$\bar{x}$，海苔味薯饼）	KAKA	86.5
POPO 鱼味海苔豆饼	Popo Murukuika	95.8

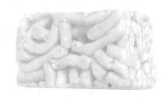

5）饼干

μg/100 g 可食部

样品名	品牌 / 厂商	碘含量
酥性饼干		
早餐饼	焙朗	0.5
核桃酥饼	好吃点	3.5
杏仁酥饼	好吃点	4.0
芊层酥（香葱味）	徐福记	4.2
观音酥（海苔味）	冠素堂	32.8
纤麸低糖海苔消化饼干	思朗	60.1
纤麸低糖消化饼干	思朗	46.8
黑色杂粮饼干（木糖醇消化饼干）	北方绿人	8.8
威化饼干（椰子味）	嘉顿	7.1
太平米香威化饼干（黑米味）	亿滋	10.2
威化饼干（巧克力味）	嘉士利	3.5
蛋奶饼	嘉之祥	0.2
韧性饼干		
手指饼（韧性饼干）	好吃点	10.5
低糖海苔饼（$\bar{x}$）	好吃点	78.1
韧性饼干（原味）	乐之	6.2
玛利亚饼干	谷优 /Gullon	1.6
海苔味韧性饼干	永嘉利	246.0
原野海苔韧性饼干	永嘉利	10.4
嗨 E 点海苔饼	名好记	21.3
素食紫菜咸味饼干	梦缘	15.5

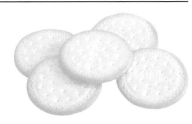

续表

µg/100 g 可食部

样品名	品牌 / 厂商	碘含量
素食海苔咸味饼干	梦缘	22.2
素食海苔咸味饼干	梦缘	17.7
海苔味大饼干（$\bar{x}$）	御之味	22.9
Tuc 闲趣清咸薄脆饼干（海苔味）	亿滋	53.4
太平奶盐味梳打饼干	亿滋	0.9
太平香葱味梳打饼干	亿滋	Tr
太平海苔味梳打饼干（$\bar{x}$）	亿滋	121.0

曲奇饼干

丹麦曲奇	皇冠	16.8
趣多多香脆曲奇（香浓巧克力味）	亿滋	0.3
趣多多曲奇饼干	亿滋	7.9
曲奇饼干（黄油味）	甄好	14.6
海苔肉松味曲奇西饼	乐奈	42.8
海苔肉松味曲奇西饼	卜珂	48.7

蛋卷

台湾蛋卷		31.3
海苔蛋卷	白鹭	20.5
波力卷（$\bar{x}$，海苔口味）	波力	104.0
肉松蛋卷（海苔味）	果子町园道	72.8
台湾蛋卷（紫菜味）	海龙王	31.3
海苔凤凰卷	好又佳	41.0
海之味海苔蛋卷棒	锦大	136.0

续表

μg/100 g 可食部

样品名	品牌/厂商	碘含量
凤凰卷（芝麻海苔）	闽之未	95.6
台湾蛋卷	牛葫芦	45.7
鸡蛋卷海苔（$\bar{x}$）	葡韵手信	33.0
海苔椒盐蛋卷	洽和茂昌	117.0
紫菜素肉凤凰卷（蛋卷饼干）	十月初五	99.2
无蔗糖肉松紫菜蛋卷	永辉	42.7
海苔手工蛋片	乐事食品（汕头市澄海区）	22.2

夹心饼干

样品名	品牌/厂商	碘含量
原味夹心饼干	奥利奥	5.0
巧克力味夹心饼干	奥利奥	10.1
苏打夹心饼干（清新柠檬味）	康师傅	1.5
苏打夹心饼干（香浓奶油味）	康师傅	5.8

煎饼

样品名	品牌/厂商	碘含量
手制煎饼	盛香珍	51.9
吉祥煎饼	小林	25.5

其他

样品名	品牌/厂商	碘含量
全麦饼干（海苔味）	韩美禾	217.0
紫菜脆棒形饼干（海苔脆棒饼）	厚毅	105.0
小鱼图形饼（海苔味）	EGO	124.0
海苔味饼干	Kokola/可可乐	136.0
菠萝味海苔饼干	Prince Selection 曼丽斯	33.0

续表

µg/100 g 可食部

样品名	品牌 / 厂商	碘含量
海苔饼	安堡	19.6
苔条饼	老大房	112.0
Tuc 闲趣香焙海苔味装饰饼干	亿滋	59.0
御之味海苔味薄饼干	御之味	19.6
海苔味三角饼干	金富士	29.2
芳香海苔饼干	好名屋	27.4
薯片饼干（岩烧海苔味）	嘉友	41.5
海苔饼干	Garren 嘉伦	82.5
海苔饼干	格尔食品	44.8
海苔饼干	冠荣	70.5

6）方便食品

µg/100 g 可食部

样品名	品牌 / 厂商	碘含量
老坛酸菜牛肉面（酸菜味）	白象	106.0
—面饼	白象	23.9
—粉包	白象	1.12×10^3
—酱包	白象	60.0
—酸菜包	白象	23.9
菌菇原汁猪骨面(珍骨汤系列油炸方便面)	白象	119.0
—面饼	白象	42.2
—粉包	白象	1.14×10^3
—酱包	白象	115.0
—菌菇包	白象	8.6

续表

μg/100 g 可食部

样品名	品牌/厂商	碘含量
老坛酸菜牛肉面	今麦郎	83.1
—面饼	今麦郎	15.9
—粉包	今麦郎	1.14×10^3
—酱包	今麦郎	74.2
—酸菜包	今麦郎	5.7
汤品粉丝（咖喱牛肉汤）	康师傅	125.0
—粉丝	康师傅	1.7
—粉包	康师傅	862.0
—酱包	康师傅	2.2
红烧牛肉面	康师傅	97.6
—面饼	康师傅	57.0
—粉包	康师傅	869.0
—酱包	康师傅	176.0
西红柿打卤面（统一100）	统一	61.7
—面饼	统一	59.0
—粉包	统一	163.0
—酱包	统一	26.3
大武汉热干面	大武汉	50.7
—面饼	大武汉	53.9
—芝麻酱包	大武汉	1.0
—酱包	大武汉	198.0
—调味油包	大武汉	Tr
味千猪骨汤拉面	味千	60.7
小浣熊干脆面	统一	24.0

7）速冻面米制品

µg/100 g 可食部

样品名	品牌／厂商	碘含量
奶香馒头	思念	0.5
手抓饼（葱香味）	安井	12.6
手抓饼（葱香味）	三全	15.7
手抓饼（原味）	三全	23.4
手抓饼（葱香味）	思念	17.4
手抓饼（原味）	思念	19.5
白菜猪肉水饺	龙凤	16.2
状元白菜猪肉水饺	三全	17.2
韭菜鸡蛋素水饺	三全	20.1
灌汤水饺（猪肉白菜）	思念	12.4
猪肉白菜水饺	思念	12.9
猪肉香菇水饺	思念	13.1
大白菜猪肉水饺	湾仔码头	6.0
荠菜猪肉大馄饨	湾仔码头	22.4
鲜虾云吞皇	公仔点心	102.0
—云吞	公仔点心	39.3
—盐料包	公仔点心	1.31×10^3
香菇鲜肉馄饨	馄饨侯	20.6
鲜肉糯米烧卖	避风塘	0.6
手制叉烧包	利口福	7.5
香菇烧卖（三和四美）	四美	15.2
鲜肉粽	五芳斋	11.9

2. 豆制品

μg/100 g 可食部

样品名	品牌 / 来源地	碘含量
豆腐	河北现售	4.4
豆腐	江苏现售	36.9
千叶豆腐	白玉	3.2
白干	白玉	0.8
豆腐皮	河北现售	4.8
麻辣豆腐丝（五香味）	高碑店	54.8
豆果果 扬州干丝	豆果果	142.0
五香味卤制豆干	祖名	1.3
臭豆腐	火宫殿	28.3
卤豆腐	华鹏	32.5
豆肠（香辣味）	邬辣妈呀!	46.8
鱼之豆腐	四海	51.1
五香豆干	雨润	59.0
土老帽麻辣鸡味香干	宏民	62.5

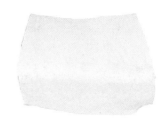

3. 肉制品

1）酱卤肉制品

µg/100 g 可食部

样品名	品牌/厂商	碘含量
酱肘子	天福号	31.3
经典五香肘子	荷美尔	60.1
酱肘花	大东老曹	43.0
酱猪肝	樱源	60.0
酱牛肉	恒慧	37.2
牛腱子	利通	39.7
牛肉（五香味）	宝聚源	43.5
酱牛肉	智昊	44.3
香辣酱牛肉	恒都	47.8
酱牛肉	天福号	52.0
育青鸡（台湾风味）	育青	54.4
酱板鸭（临武鸭）	舜华	144.0
酱鸭	正大食品	55.0
鸭珍小趣鸭颈	桂花	99.6

2）熏烧焙烤肉制品

µg/100 g 可食部

样品名	品牌 / 厂商	碘含量
烧鸡	雨润	51.8
通肌烤肉（香辣味）	大东老曹	57.7
香草鸡（清真）	绿柳居	54.3
骨肉相连	良食记	Tr
黑椒牛肉串	良食记	9.6
精肉培根	恒慧	27.9
双汇培根	双汇	32.1

3）腌腊肉制品

µg/100 g 可食部

样品名	品牌 / 厂商	碘含量
民间土咸肉	华洋	10.1
川味腊肉条	馨乡	69.9
美味川味腊肉	柴火香	128.0
湖南乡村农家精腊肉	柴火香	151.0
湖南腊肉	柴火香	170.0

4）干肉制品

µg/100 g 可食部

样品名	品牌 / 厂商	碘含量
果汁味猪肉脯	味脯	6.0
牛肉干（五香）	三鼎	13.8
风干手撕牛肉棒	棒棒娃	40.5
风干牛肉（原味）	科尔沁	54.1
风干牛肉（原味）	阿尔善	40.9
风干牛肉（香辣味）	阿尔善	42.8
金角五香牛肉片	老四川	42.7
牛肉干（麻辣味）	牛浪汉	51.6

5）肠类肉制品

µg/100 g 可食部

样品名	品牌 / 厂商	碘含量
双汇火腿肠	双汇	50.3
双汇王中王优级火腿肠	双汇	45.2
金锣火腿肠	金锣	41.6
金锣王中王优级火腿肠	金锣	58.4
青岛风味火腿肠	得利斯	62.2
大青岛火腿肠	利通	30.3
育青肠	育青	34.0
维也纳风味香肠	双汇	52.4
台湾风味香肠	雨润	42.7
美式脆皮热狗肠	家佳康	39.4
热狗肠	恒慧	35.5

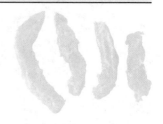

续表

μg/100 g 可食部

样品名	品牌/厂商	碘含量
哈尔滨风味红肠	百士醇香	72.9
蒜蓉烤肠	百士醇香	112.0
鲜肉豉油肠	金螯	1.9
里脊香肠	鑫佳汇	38.6
广味香肠	恒慧	70.7
广式香肠		71.3
经典广式香肠	荷美尔	78.7
广东包仔腊肠	宏发	1.8
广秀腊肠	荣业	6.0
广式腊肠	蓉乡	125.0
松仁小肚（$\bar{x}$）	育青	29.5
松仁小肚	天福号	34.4
五香小肚	天福号	33.1
金牌蒜肠	天福号	40.7
老北京蒜肠	恒慧	42.8
鸡肉泥肠（熟肉制品系列）	大东老曹	31.2

6）火腿肉制品

μg/100 g 可食部

样品名	品牌/厂商	碘含量
蒜味火腿（熏煮火腿）	金锣	35.4
烟熏火腿	雨润	40.2
通脊火腿切片	雨润	52.3
无糖无淀粉火腿	鹏程	28.5

续表
µg/100 g 可食部

样品名	品牌/厂商	碘含量
无淀粉火腿	双汇	41.3
无淀粉火腿（骨汤风味）	双汇	47.8
无淀粉烤火腿	双汇	41.9
火腿切片	恒慧	35.5
恒慧火腿	恒慧	44.1
经典精选火腿片	荷美尔	62.0
精致培根切片	家佳康	53.0
食尚早餐切片火腿	家佳康	51.4
美式火腿	Smithfield	59.2

7）调制肉制品

µg/100 g 可食部

样品名	品牌/厂商	碘含量
香烤迷你肉扒（韩式酱香味）	必品阁	0.8
安井撒尿肉丸	安井	29.9
澳洲原味牛排	科尔沁	1.4
黑椒牛柳	潮香村	5.2
四海鱼蛋台湾花枝味鱼丸	四海	46.4
澳洲黑胡椒牛排	恒都	9.6
极菲牛排（黑胡椒风味）	双汇	10.3
法式黑椒牛排	得利斯	16.6
菲力牛排	得利斯	19.5
孜然无骨鸡柳	良食记	38.0
盐酥鸡（调制鸡肉）	六和美食	10.9
肉多多鸡块	圣农	9.3

8）罐头

μg/100 g 可食部

样品名	品牌／厂商	碘含量
午餐肉罐头	鹰宝钱	2.6
午餐肉罐头	梅林	2.9
火腿罐头	梅林	8.4

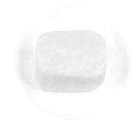

9）其他

μg/100 g 可食部

样品名	品牌／厂商	碘含量
米粉肉	天福号	Tr
干笋扣肉	龟峰	40.7

4. 水产制品

1）动物性水产制品

μg/100 g 可食部

样品名	品牌/厂商	碘含量
烤鳝鱼片	特惠优	67.9
豆豉鲮鱼罐头	珠江桥牌	17.4
豆豉鲮鱼罐头	甘竹牌	28.5
香鱼	玉蕾	23.7
丁香鱼	玉蕾	30.3
香辣明虾	开喜婆婆	26.7

2）植物性水产制品

μg/100 g 可食部

样品名	品牌/厂商	碘含量
海苔（绿茶味）	迪士尼	1.46×10^3
美好时光海苔（$\bar{x}$，原味）	喜之郎	1.32×10^3
原味海苔	禧禧	3.71×10^3
烤寿司海苔	香飘海	2.10×10^3
海苔原味（$\bar{x}$）	波力	1.63×10^3
寿司紫菜	阿一波	3.25×10^3
紫菜	阿一波	7.71×10^3

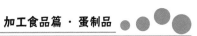

5. 蛋制品

μg/100 g 可食部

样品名	品牌 / 厂商	碘含量
咸鸭蛋（$\bar{x}$）	神丹	143.0
梅香咸蛋	梅香	76.3
高邮咸鸭蛋	秦邮	86.8
卤蛋	俏香阁	66.4
卤蛋	杨生记	48.4
香卤蛋	蛋之初	47.8
松花蛋	五芳斋	40.1
梅香皮蛋	梅香	38.7

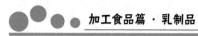

6. 乳制品

µg/100 g 可食部

样品名	品牌 / 厂商	碘含量
舒化奶	伊利	32.4
风味酸牛奶	安慕希	19.3
纯甄风味酸牛奶	蒙牛	35.4
风味酸乳	来思尔	24.1
益生菌酸奶	大理牧场	5.0
芝士片（家庭装）	百吉福	4.8
芝士片	百吉福	12.8
淡奶油	雀巢	12.2
鹰唛炼奶	雀巢	61.4
金文必奶酪	多美鲜	13.1

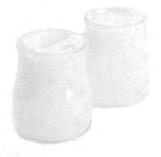

7. 菜肴食品

1）冷冻菜肴食品

µg/100 g 可食部

样品名	品牌 / 厂商	碘含量
奶油鸡肉干酪焗饭	山东日冷	3.1
叉烧炒饭	郝菜肴	10.0
番茄肉酱面	阿克力	2.4
糯米鸡	稻香	15.7

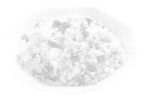

2）餐厅菜肴食品

µg/100 g 可食部

样品名	品牌 / 厂商	碘含量
一贯鳗鱼握寿司	禾绿	89.1
鲜虾握寿司	禾绿	292.0
烤三文鱼握寿司	禾绿	74.6
金枪鱼沙拉军舰	禾绿	184.0
辣味章鱼军舰	禾绿	167.0
虾味鱼卵军舰	禾绿	1.02×10^3
海草军舰	禾绿	766.0
黄瓜细卷	禾绿	354.0
三文鱼手卷	禾绿	91.9
鲜虾手卷	禾绿	35.2

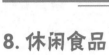

8. 休闲食品

1）膨化食品

μg/100 g 可食部

样品名	品牌/厂商	碘含量
海苔米饼脆片（烤肉味）	Bibigo/必品阁	460.0
尖角酥（海苔味）	Coody/谷迪	16.5
海苔芥末卷	Kameda/卡米达	903.0
泰国香米球（海苔芥末味）	Hajima/哈吉玛	34.7
海苔脆片	Nutrinini/脆妮妮	253.0
米饼（海苔风味）	Nutrinini/脆妮妮	132.0
米欧香米脆（海苔芥末味）	RiO	17.2
海苔米果（芥末酱油味）	SKT 酒田	221.0
大口宝香脆条（海苔味）	Snek Ku	76.8
海苔中卷	SSY	55.0
海苔天妇罗（咖喱味）	Tao Kae Noi	442.0
波力海苔夹心脆	波力	384.0
波力渔趣（海苔味）	波力	130.0
海苔芝士宝贝	德盛	105.0
海苔芝士卷	德盛	59.1
福娃糙米卷（海苔味）	福娃	30.8
烧海苔卷	龟田	49.7
大圣哥海苔鱼果	极度	80.6
海苔卷花生（混合装）	卡米达	87.2
海苔梅香卷	卡米达	183.0
多谷果子（$\bar{x}$, 海苔味）	米老头	94.3
小鱼果和风（海苔味）	亲亲	31.3

续表

μg/100 g 可食部

样品名	品牌 / 厂商	碘含量
HELLO KITTY 五粮脆（海苔味）	全统	86.6
玉米飞甲海苔小乔	瑞盛	55.8
日式鱼果（代表值，海苔味）	上好佳	41.1
小鱼果（海苔味）	上好佳	58.6
花梨苔条（海苔味）	上好佳	36.5
天妇罗紫菜（番茄味）	四洲	116.0
天妇罗紫菜（烧烤味）	四洲	269.0
五香海苔休闲丸子	维力	51.2
小辰辰爆米花（海苔味）	味孚琳	17.9
麦烧海苔味膨化食品	小王子	14.4
海苔锅巴	兴达	115.0
岩海苔豆腐烧	长松浮千岛	144.0
海苔米饼	竹新	35.4
紫菜饭焦干	座山牌	56.7
厚烧海苔米饼（$\bar{x}$）	旺旺	18.7
旺旺雪饼	旺旺	19.6
大米饼	旺旺	64.9
尖角脆（海苔味）	三惠	59.1
海苔小鸭子	同心	19.2
泡吧小脆非油炸薯片	泡吧	35.6
好多鱼	好丽友	23.6
满月膨化脆饼	池田屋	117.0
鲜虾片	上好佳	66.5
虾条	四洲	38.2

续表   μg/100 g 可食部

样品名	品牌 / 厂商	碘含量
虾片	Papatonk/ 啪啪通	41.4
虾条	休闲 e 家	35.6
鲜虾条	Baido/ 葩朵	102.0
咪咪虾条（海苔味）	咪咪	608.0
海苔船长虾条（$\bar{x}$）	老鲜生	34.1
亲亲小鱼果（$\bar{x}$，和风海苔味）	亲亲	34.4
虾条（$\bar{x}$，芥末海苔味）	四洲	37.0
虾条（海苔味，鸡脚）	Big C	608.0
虾条（$\bar{x}$，海苔味）	卡乐美	61.6
海苔虾条	虾味先	23.3
虾条（海苔味）	裕荣	23.8
海苔虾味鲜	裕荣	122.0
酷奇大力岩烧海苔味洋芋片	BIG 优之味食	24.8
卡乐 B 薯片（$\bar{x}$，海苔味）	Calbee/ 卡乐 B	37.9
卡乐 B 薯片（紫菜味）	Calbee/ 卡乐 B	30.9
巨浪大切薯片（$\bar{x}$，紫菜味）	EDOpack	9.3
杰克薯片（紫菜 / 海苔味）	Jacker/ 杰克	2.9
龙虾饼（海苔味薯饼）	KAKA/ 咔咔	91.0
咔那米薯片（$\bar{x}$，海苔味）	Kanami/ 咔那米	22.4
湖池屋薯片（非转基因海苔味）	Koikeya	58.1
莱芙士薯片（$\bar{x}$，海苔味）	Ruffles	76.9
金语薯条（$\bar{x}$，海苔味）	Top Savor/ 金语	58.7
法式小薯片（海苔味）	宏途	23.0
乐吧薯片（$\bar{x}$，海苔味）	乐吧	76.0

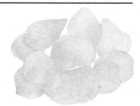

续表
μg/100 g 可食部

样品名	品牌 / 厂商	碘含量
马铃薯片（$\bar{x}$，岩烧海苔味）	乐事	17.4
马铃薯片（$\bar{x}$，九州岩烧海苔味）	乐事	15.3
RIDGE 马铃薯片（$\bar{x}$，海苔味）	丽丽	11.9
噜咪啦马铃薯片（海苔味）	噜咪啦	11.7
Chipstar 薯片（海苔味）	纳贝斯克	99.7
品客薯片（$\bar{x}$，海苔味）	品客	6.4
浪味仙创意花式薯卷（$\bar{x}$，海苔口味）	旺旺	67.4
峡谷鱼酥（$\bar{x}$，海苔味薯片）	Sunrisevalley/ 旭日	21.4
马铃薯片（鲜香海苔味）	子弟食品	41.2
土豆脆快（海苔黄瓜味）	知薯	18.5
土豆脆快（黑椒海盐味）	知薯	5.3
土豆脆快（芥末海苔味）	知薯	12.6

2）面筋食品

μg/100 g 可食部

样品名	品牌 / 厂商	碘含量
大面筋（香辣味）	卫龙	141.0
大面筋	卫龙	171.0
大面筋（火药辣条）	卫龙	152.0
棒棒素鸡筋	贤哥	147.0

9. 坚果、种子制品

μg/100 g 可食部

样品名	品牌 / 厂商	碘含量
香瓜子	洽洽	0.6
煮瓜子	徽记	1.6
水煮花生	白胖子	5.3
西瓜子（咸香味）	洽洽	0.1
蒜香青豆	甘源牌	2.8
花生米	老奶奶	221.0
脆衣花生（海苔味）	上好佳	25.5
兴盛德花生（麻辣花生）	兴盛德	62.1
盐焗巴旦木仁	天虹	0.6
淮盐腰果	果仁世家	Tr
炭烧腰果	三只松鼠	0.3

10. 果脯、蜜饯

μg/100 g 可食部

样品名	品牌 / 厂商	碘含量
嘉应子	顺宝	7.8
九制陈皮	加宝	259.0
话梅片	来伊份	16.4
九制梅肉	同享	3.0
加州西梅	果园老农	0.9

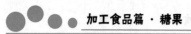
11. 糖果

μg/100 g 可食部

样品名	品牌 / 厂商	碘含量
脆脆鲨威化代可可脂巧克力（巧克力味）	雀巢	0.1
脆脆鲨威化代可可脂巧克力（花生味）	雀巢	0.2
麦片巧克力		4.7
麦片巧克力	澳门葡记	27.2

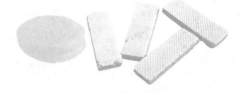

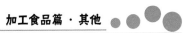

12. 其他

μg/100 g 可食部

样品名	品牌 / 厂商	碘含量
西红柿蛋花汤	苏伯	17.1
白羊杂汤	齐盛月	35.6

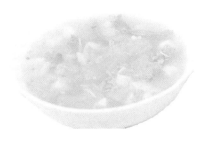

调味品篇

调味品是一类用于调和滋味和气味，并具去腥、除膻、解腻、增香、增鲜等作用的辅助食品，可有助于促进食欲、提高进食愉悦感，因此广泛地用于饮食、烹饪和食品加工中。相比其他类别的加工食品而言，调味品盐含量相对较高，因此原料对调味品的碘含量影响较小，而主要取决于是否使用碘盐。对这部分数据的解读应结合考虑碘盐使用相关政策和数据的时效性。

参照国标分类，本篇调味品分为如下几类：

1. 酱油
2. 食醋
3. 酱类
4. 豆豉
5. 腐乳
6. 鱼露、蚝油
7. 调味料酒
8. 酱腌菜
9. 其他调味料

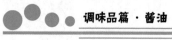

1. 酱油

μg/100 g 可食部

样品名	品牌 / 厂商	碘含量
拌面酱油	B.B.	88.9
儿童拌饭酱油	B.B.	96.7
草菇老抽	厨邦	8.0
味极鲜特级酱油	厨邦	0.7
美味鲜酱油	厨邦	3.9
特级鲜味生抽	厨邦	2.5
原晒鲜特级酿造酱油	厨邦	2.6
美味鲜生抽王	厨邦	1.8
厨邦酱油	厨邦	2.5
淡盐酱油	厨邦	0.7
特级美味鲜酱油	厨邦	3.8
醇酿酱油	大茂	1.7
高鲜酱油	大茂	1.6
成都老酱油	大王	15.3
一级酱油	大王	14.4
灯塔酱油	灯塔	2.6
一品鲜酱油	东古	3.5
一品鲜特级酿造酱油	东古	5.0
黄豆酱油（酿造酱油）	东古	4.0
鱼生寿司酱油	东古	2.7
天天鲜酿造酱油	丰泽园	17.7
特级酱油	丰泽园	178.0

续表

µg/100 g 可食部

样品名	品牌/厂商	碘含量
特级酱油	凤球唛	3.8
味极鲜酿造酱油	港昌	2.6
公盛酱油	公盛/婺城	6.0
儿童酱油（酿造酱油）	古龙	10.0
光荣酱油	光荣	11.5
一品鲜酱油	海天	3.0
头道酱油	海天	1.7
限盐酱油	海天	1.8
海天酱油草菇老抽	海天	1.1
海天酱油老抽（$\bar{x}$）	海天	3.9
海天酱油威极老抽	海天	1.9
海天老抽酱油	海天	11.7
海天酱油金标生抽（$\bar{x}$）	海天	1.2
海天酱油鲜味生抽	海天	2.0
海天生抽酱油	海天	3.0
海天特级一品鲜酱油	海天	2.0
海天珍鲜黄豆酱油	海天	2.2
海鲜酱油	海天	1.3
铁强化金标生抽	海天	1.9
海天老字号第一道头道酱油	海天	3.6
零添加头道酱油	海天	2.5
味极鲜酱油	好太太	6.3
黄豆酱油	好太太	5.9

续表

μg/100 g 可食部

样品名	品牌/厂商	碘含量
何老大老抽王	何老大	896.0
何老大生抽王	何老大	8.2
恒利红烧酱油	恒利	0.5
红梅特鲜酱油	红梅	34.1
有机晾晒酱油	湖西岛	92.1
华潮老抽王	华潮	2.3
黄花园酱油	黄花园	4.4
凉拌酱油	黄花园	4.6
生抽酱油	惠宜	452.0
味极鲜酿造酱油	惠宜	415.0
草菇老抽	加加	744.0
草菇老抽酱油	加加	460.0
红烧老抽	加加	660.0
红烧酱油	加加	715.0
老抽王酱油	加加（郑州）	750.0
老抽王酱油	加加（四川）	326.0
特级草菇老抽	加加	679.0
珍鲜生抽	加加	565.0
金标生抽	加加	556.0
凉拌生抽	加加	553.0
特级金标生抽	加加	548.0
鲜味鲜生抽	加加	467.0
酿造酱油	加加	2.3
原酿造特级生抽	加加	3.0

续表

μg/100 g 可食部

样品名	品牌/厂商	碘含量
炒菜酱油（酿造酱油）	嘉和	13.2
金爵生抽	嘉美乐	1.5
老抽王	金冠园	6.8
鲜味生抽	金冠园	2.9
港式酱油	金冠园	3.4
红烧老抽酱油	金爵	23.7
金兰生抽	金兰	1.1
金兰酱油	金兰	1.1
本酿造酱油特级生抽	金狮	1.8
利康酱油	金狮	3.0
金钟酱油	金钟	3.2
草菇老抽	京万家	401.0
老大昌烧香酱油	老大昌	0.3
鲜上鲜特级酱油	老恒和	1.2
精选老抽酱油	李锦记	3.2
精选老抽（酿造酱油）	李锦记	1.4
精选生抽（酿造酱油）	李锦记	1.6
薄盐生抽（酿造酱油）	李锦记	1.5
锦珍生抽（酿造酱油）	李锦记	2.0
天成一味特级鲜酱油	李锦记	1.2
特级鲜酱油	李锦记	1.1
薄盐醇味鲜酿造酱油	李锦记	2.1
特级头抽	李锦记	1.6
原味居一品鲜特级酿造酱油	粒粒香	1.5

续表

μg/100 g 可食部

样品名	品牌/厂商	碘含量
酱香酱油	鲁花	37.7
自然鲜酱香酱油	鲁花	37.3
自然鲜炒菜香酱油	鲁花	65.7
原晒生抽王	美味鲜	3.3
老抽王	民天	6.5
儿童酱油	民天	3.1
美味酱油	民天	4.5
榕城酱油	民天	4.9
特级酱油	民天	5.9
一级酱油	民天	3.2
豆抽王	浦楼	4.2
头抽白汤	浦楼	3.4
味极鲜特级酿造酱油	齐鲁	56.2
特级头道生抽	千禾	10.6
有机酱油	千禾	7.0
千禾头道原香 180 天本酿酱油	千禾	6.8
千禾头道原香酱油	千禾	19.0
头道原香酿造酱油	千禾	14.3
味极鲜酿造酱油	巧媳妇	644.0
餐餐酱油	巧媳妇	6.0
纯粮酿造黄豆酱油（$\bar{x}$）	青花	7.6
黄豆酱油	全味轩	502.0
嘉兴鲜酱油	群欢	1.8
母子酱油	仁昌	0.9

续表
μg/100 g 可食部

样品名	品牌/厂商	碘含量
精酿酱油	三不加	46.5
黄豆酱油	三和四美	5.8
虾籽酿造酱油	三和四美	5.3
马大嫂红烧酱油	神谷	2.9
马大嫂酿制酱油	神谷	6.2
味极鲜酱油	十笋园	7.3
99 鲜酱香酱油	食圣	2.3
味极鲜酿造酱油	食圣	1.7
草菇老抽酿造酱油	四美	5.7
虾籽生抽酿造酱油	四美	4.5
四星一级酱油	四星	12.2
苏之鲜白汤甜油	苏美	9.4
太阳岛黄豆酱油	太阳岛	403.0
大众酱油	唐世家	80.2
超级酱油	陶化	69.3
醇味鲜酱油	陶化	139.0
头道鲜特级生抽	淘大	2.1
黄豆酱油	淘大	1.0
金标生抽	淘大	0.2
铁鸟大厨生抽	铁鸟	531.0
金标生抽王	铁鸟	474.0
瓦缸头抽酱油	铁鸟	562.0
姜葱酱油	铁鸟	377.0
酱油	铁鸟	532.0

续表

µg/100 g 可食部

样品名	品牌/厂商	碘含量
拓东红烧王酱油	拓东	346.0
拓东生抽王酱油	拓东	297.0
本酿造无添加酱油	万家香	2.9
一品鲜酱油	味圣	15.5
黄豆酱油	味圣	1.0
酱香鲜特级酿造酱油	味事达	1.9
金标生抽王酿造酱油	味事达	1.6
纯金标生抽王	味事达	159.0
纯味鲜特级酿造酱油	味事达	2.7
精酿生抽	味事达	1.5
增鲜酱油（一级）	仙岛	4.8
增鲜酱油（二级）	仙岛	3.4
增鲜酱油（三级）	仙岛	11.2
仙鹤酱油	仙鹤	205.0
老抽酱油	欣和	2.2
味达美味极鲜酱油	欣和	2.0
味极鲜酱油	欣和	2.5
禾然有机酱油	欣和	0.4
禾然有机酱油	欣和	2.6
六月鲜红烧酱油	欣和	2.6
六月鲜特级酱油	欣和	1.4
六月鲜特级原汁酱油	欣和	8.8
六月鲜特级淡盐酱油	欣和	0.3
淡盐有机酱油	欣和	1.3

续表

μg/100 g 可食部

样品名	品牌/厂商	碘含量
一滴香生抽	如丰	2.6
海螺放心酱油	一品海	2.7
海螺放心特鲜原汁酱油	一品海	4.7
味极鲜酱油	伊俐家	502.0
伊俐家生抽	伊俐家	727.0
特鲜酱油	益林	8.5
三伏酱油	益林	12.4
一品鲜酱油	营宝	23.6
味极鲜特级酱油	玉兔	124.0
有机酱油	缘木记	1.7
珍极酱油	珍极	37.2
宝凤酱油	正堂	240.0
原汁酱油	正堂	105.0
至味美佳鲜酱油	至味松盛园	1.0
蘑老抽酱油	中坝	12.8
蘑酱油特酿	中坝	13.2
蘑生抽酱油	中坝	16.6
健儿乐有机酱油	珠江桥	0.9
老抽王	佐香园	590.0
特级一品鲜酿造酱油	佐香园	347.0
黄豆酱油	佐香园	322.0

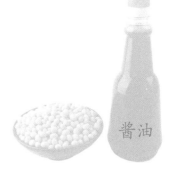

2. 食醋

μg/100 g 可食部

样品名	品牌 / 厂商	碘含量
镇江陈醋	恒顺	1.3
宝鼎康乐醋	宝鼎	3.3
龙门米醋	龙和宽	3.5
山西陈醋	陈世家	8.3
东湖八年山西老陈醋	东湖	11.3
三利熏香醋	三利熏	23.2
东湖 9° 米醋	东湖	23.5
海天香醋	海天	26.7
俞龙老陈醋	俞龙	30.6
水塔陈醋	水塔	41.6

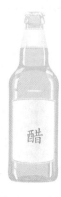

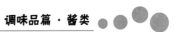

3. 酱类

μg/100 g 可食部

样品名	品牌/厂商	碘含量
黄豆酱	海天	0.7
郫县豆瓣	川郫豆瓣	54.3
郫县豆瓣	鹃城牌	60.9
蒜蓉辣椒酱	中邦	8.0
黄灯笼辣椒酱（香辣）	春光	104.0
黄灯笼辣椒酱（特辣）	春光	105.0
南派香辣酱王	茂德公	148.0
精制剁辣椒	坛坛乡	278.0
千岛酱	丘比	2.1
沙拉酱（香甜味）	丘比	2.6
原味沙拉酱	亨氏	5.6
番茄沙司酱	亨氏	1.1

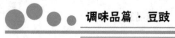
4. 豆豉

μg/100 g 可食部

样品名	品牌 / 厂商	碘含量
风味豆豉	老干妈	2.1
阳江豆豉	阳帆	5.1

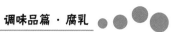

5. 腐乳

μg/100 g 可食部

样品名	品牌 / 厂商	碘含量
东古腐乳	东古	2.1
广合腐乳	广合	2.0
红腐乳	江记	0.1
红曲豆腐乳	江记	0.2
大块腐乳	老才臣	2.1
大块腐乳	王致和	2.8
豆腐乳（白方）	仙家	3.7

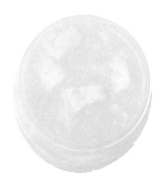

6. 鱼露、蚝油

μg/100 g 可食部

样品名	品牌 / 厂商	碘含量
鱼露	凤球唛	2.6
李锦记蚝油	李锦记	5.0
味蚝鲜蚝油	李锦记	2.9
财神蚝油	李锦记	17.9
海天上等蚝油	海天	9.8
海天蚝油	海天	14.0

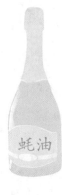

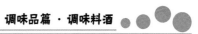

7. 调味料酒

μg/100 g 可食部

样品名	品牌 / 厂商	碘含量
特制料酒	王致和	1.4
料酒	王致和	3.6
调味料酒	紫林	37.0

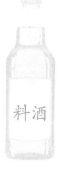

料酒

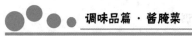
8. 酱腌菜

μg/100 g 可食部

样品名	品牌/厂商	碘含量
香脆萝卜（萧山特产）	钱江	0.9
萧山萝卜干	钱江	1.0
鱼泉榨菜（美味）	鱼泉	1.0
榨菜	六必居	1.3
野香菌	饭扫光	1.9
野竹笋	饭扫光	2.0
鱼泉榨菜	鱼泉	2.6
三户鲜嫩榨菜丝	涪陵	4.2
甜酱黄瓜	六必居	4.2
香港橄榄菜	蓬盛	4.4
美味萝卜	乌江	5.8
韩式泡菜	爱之味	8.5
香辣下饭菜	天冠	13.0
开胃菜	吉香居	25.4
泡椒豇豆	川南	39.7
雪里蕻	金菜地	85.6
脆萝卜（韩国咸菜）	金时子	100.0
香纯韭菜花	六必居	214.0

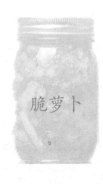

9. 其他调味料

μg/100 g 可食部

样品名	品牌 / 厂商	碘含量
1）鸡精		
鸡精（$\bar{x}$）	家乐	6.2
鸡精	太太乐	560.0
2）复合调味料		
鸡精调味料	大桥	6.2
鸡精调味料	家乐	9.5
鸡精调味料	太太乐	725.0
南德珍品调味品	南街村	1.87×10^3
鲍鱼风味调味料	致美斋	2.4
上海辣酱油风味调味料	泰康黄	2.8
鱼生寿司本味鲜（调味汁）	天禾	13.0
特鲜调味汁	扬名	198.0
酱蘸汁	太太乐	202.0
酱油膏	康达	2.6
牛肉粒 XO 滋味酱	寿桃	180.0
3）火锅调料		
火锅底料（牛骨高汤味）	川崎	0.3
老火锅底料	抄	10.7

调味汁

附 录

中国居民膳食碘参考摄入量

(μg/d)

人群	EAR[①]	RNI[②]	UL[③]
0 岁~	—	85（AI）[④]	—[⑤]
0.5 岁~	—	115（AI）	—
1 岁~	65	90	—
4 岁~	65	90	200
7 岁~	65	90	300
11 岁~	75	110	400
14 岁~	85	120	500
18 岁~	85	120	600
孕妇	+75	+110	600
乳母	+85	+120	600

资源来源：中国营养学会. 中国居民膳食营养素参考摄入量（2013 版）. 科学出版社. 2014.

注：① EAR：平均需要量；

② RNI：推荐摄入量；

③ UL：可耐受最高摄入量；

④ AI：适宜摄入量；

⑤ —：未制定参考值者用"—"表示

参考文献

1. Ershow AG，Skeaff SA，Merkel JM，et al. Development of databases on iodine in foods and dietary supplements. Nutrients，2018，10：100.

2. Bath SC，Hill S，Infante HG，et al. Iodine concentration of milk-alternative drinks available in the UK in comparison to cow's milk. Br J Nutr，2017，118（7）：525-532. doi：10.1017/S0007114517002136.

3. Carlsen MH，Andersen LF，Dahl L，et al. New iodine food composition database and updated calculations of iodine intake among Norwegians. Nutrients，2018，10：930. doi：10.3390/nu10070930.

4. Carriquiry AL，Spungen JH，Murphy SP，et al. Variation in the iodine concentrations of foods：considerations for dietary assessment. Am J Clin Nutr，2016，104（S3）：877S-887S.

5. Codling K，Rudert C，Bégin F，et al. The legislative framework for salt iodization in Asia and the Pacific and its impact on programme implementation. Public Health Nutri，2017，20（16）：3008-3018.

6. Coneyworth LJ，Coulthard LCHA，Bailey EH，et al. Geographical and seasonal variation in iodine content of cow's milk in the UK and consequences for the consumer's supply. J Trace Elem Med Biol，2020，59：126453. doi：10.1016/j.jtemb.2020.126453.

7. de Benoist B，McLean E，Andersson M，et al. Iodine deficiency in 2007：Global progress since 2003. Food Nutri Bull，2008，29（3）：195-202.

8. Gao M，Chen W，Sun H. Excessive iodine intake is associated with formation of thyroid nodules in pregnant Chinese women. Nutr Res，2019，66：61-67.

9. Greenfield H，Southgate DAT. Food Composition Data：Production，Management and Use. 2nd ed.；Food and Agriculture Organization of the United Nations：Rome，Italy，2003.

10. Judprasong K，Jongjaithet N，Chavasit V. Comparison of methods for iodine analysis in foods. Food Chem，2016，193（2）：12-17.

11. Kang MJ，Hwang IT，Chung HR. Excessive iodine intake and subclinical hypothyroidism in children and adolescents aged 6-19 years：Results of the Sixth Korean National Health and Nutrition Examination Survey，2013-2015. Thyroid，2018，28（6）：773-779.

12. Li Y，Teng D，Ba J，et al. Efficacy and safety of long-term universal salt iodization on thyroid disorders：epidemiological evidence from 31 provinces of mainland China. Thyroid，2020 Feb 19. doi：10.1089/thy.2019.0067.

13. Pehrsson PR，Patterson KY，Spungen JH，et al. Iodine in food- and dietary supplement-composition databases. Am J Clin Nutr，2016，104（Suppl S3）：868S-876S.

14. Trumbo PR. FDA regulations regarding iodine addition to foods and labeling of foods containing added iodine. Am J Clin Nutr，2016，104（Suppl）：864S-867S.

15. van de Kamp ME，Saridakis I，Verkaik-Kloosterman J. Iodine content of semi-skimmed milk available in the Netherlands depending on farming（organic versus conventional）and heat treatment（pasteurized versus UHT）and implications for the consumer. J Trace Elem Med Biol，2019，56：178-183. doi：10.1016/j.jtemb.2019.08.008.

16. Wang Z，Zang J，Shi Z，et al. Iodine status of 8 to 10 years old children within 20 years following compulsory salt iodization policy in Shanghai，China. Nutrition Journal，2019，18：63. https：//doi.org/10.1186/s12937-019-0491-x.

17. 辛鹏，郑文龙，常改，等. 天津市非水源性高碘地区成人碘营养状况及总膳食碘折算方法. 中华疾病控制杂志，2019，23（8）：1003-1007.

18. 杨月欣. 中国食物成分表标准版（6版 第一册）. 北京：北京大学医学出版社，2018.

19. 杨月欣. 中国食物成分表标准版（6版 第二册）. 北京：北京大学医学出版社，2019.

20. Zhang YL，Li P，Liu ZY，et al. Does relatively low iodine intake contribute to thyroid cancer? An ecological comparison of epidemiology. Medicine，2019，98：41（e17539）.

21. Zimmermann MB，Galetti V. Iodine intake as a risk factor for thyroid cancer：a comprehensive review of animal and human studies. Thyroid Res，2015，8：8.

22. Zimmermann MB. Iodine deficiency and excess in children：worldwide status in 2013. Endocr Pract，2013，19：839-846.

23. United Nations System Standing Committee on Nutrition（2007）. Universal Salt Iodization：Global progress and public health success stories to address IDD through USI，key programme components，lessons learned at country level，and the way forward to reach USI globally. SCN News no.35，end 2007. http：//189.28.128.100/dab/docs/portaldab/documentos/scnnews35.pdf（accessed May 2017）.

24. Global Scorecard 2014：Number of iodine deficient countries more than halved in past decade. http：//www.ign.org/cm_data/IDD_feb15_global_iodine_scorecard_2014.pdf

25. Iodine Global Network. Global scorecard of Iodine Nutrition in 2017 in the general population and in pregnant women（PW）. IGN：Zurich，Switzerland. 2017.

26. Iodine Global Network. Global scorecard of iodine nutrition in 2019 in the general population based on school-age children（SAC）. http：//www.ign.org/cm_data/Global_Scorecard_2019_SAC.pdf

27. World Health Organization. Assessment of iodine deficiency disorders and monitoring their elimination：a guide for programme managers（Third edition）. Geneva，2007.

28. UNICEF. Sustainable Elimination of Iodine Deficiency：Progress since the 1990 World Summit for Children. New York，2008.